AF149501

BEI GRIN MACHT SICH IHR WISSEN BEZAHLT

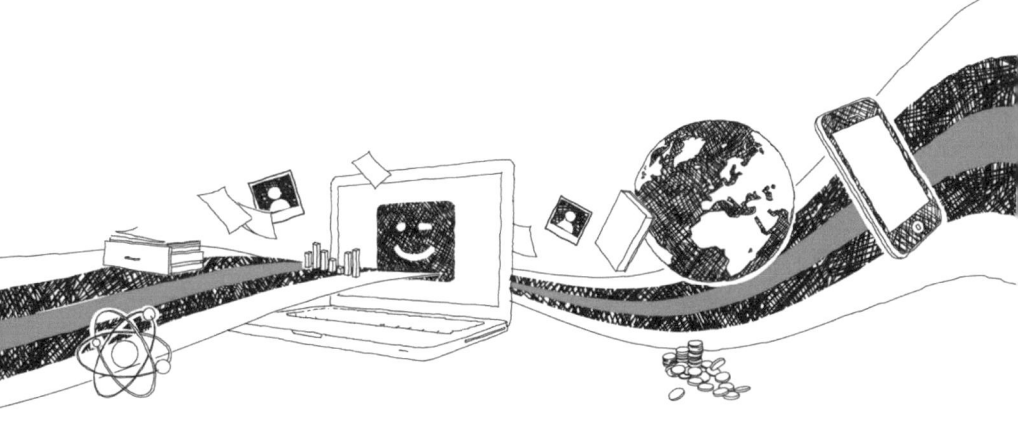

- Wir veröffentlichen Ihre Hausarbeit,
  Bachelor- und Masterarbeit

- Ihr eigenes eBook und Buch -
  weltweit in allen wichtigen Shops

- Verdienen Sie an jedem Verkauf

Jetzt bei www.GRIN.com hochladen
und kostenlos publizieren

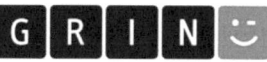

Das metabolische Syndrom. Ernährungstherapie am Fallbeispiel

Laura Fröhlich

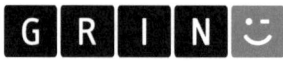

Bibliografische Information der Deutschen Nationalbibliothek:

Die Deutsche Nationalbibliothek verzeichnet diese Publikation in der Deutschen Nationalbibliografie; detaillierte bibliografische Daten sind im Internet über http://dnb.d-nb.de abrufbar.

ISBN: 9783346869463
Dieses Buch ist auch als E-Book erhältlich.

Druck und Bindung: Books on Demand GmbH, Norderstedt Germany
Gedruckt auf säurefreiem Papier aus verantwortungsvollen Quellen

Das vorliegende Werk wurde sorgfältig erarbeitet. Dennoch übernehmen Autoren und Verlag für die Richtigkeit von Angaben, Hinweisen, Links und Ratschlägen sowie eventuelle Druckfehler keine Haftung.

Das Buch bei GRIN: https://www.grin.com/document/1355522

International University

of Applied Sciences

Internationale Hochschule

Fernstudium Ernährungswissenschaften

Fallstudie

DLBEWPPE02 – Ernährungsassoziierte Erkrankungen – Ausgewählte Fallbeispiele

Das metabolische Syndrom

Ernährungstherapie am Fallbeispiel

eingereicht am 04.04.2020

Laura Fröhlich

I. Inhaltsverzeichnis

II. Abkürzungsverzeichnis

AkdÄ	Arzneimittelkommission der deutschen Ärzteschaft
bzw.	beziehungsweise
ca.	circa
DEGAM	Deutsche Gesellschaft für Allgemeinmedizin und Familienmedizin
DGIM	Deutsche Gesellschaft für Innere Medizin
evtl.	eventuell
ggf.	gegebenenfalls
max.	maximal
mind.	mindestens
u.a.	unter anderem
WHO	Weltgesundheitsorganisation
z.B.	zum Beispiel

1. Einführung

Immer mehr Menschen beginnen, die Begleiterscheinungen des bequemen Lebens in den westlichen Industrieländern zu spüren. In Folge einer sitzenden, von Stress begleiteten Lebensweise mit Nahrungsüberfluss und leichtem Zugang zu Rauschmitteln, leidet die physische und auch psychische Gesundheit immer mehr und die Prävalenz chronischer Krankheiten, wie Adipositas steigt kontinuierlich. Diesem ungesunden Lebensstil ist auch Herr K. zum Opfer gefallen und bittet mich nun um Unterstützung, seine Gesundheit wieder ins Gleichgewicht zu bringen.

Um seiner Bitte nachzukommen, widme ich mich zunächst der Anamnese von Herrn K. und analysiere anschließend, die vom Hausarzt bereitgestellten Parameter. Danach empfehle ich, welche weiteren laborchemischen Parameter untersucht werden sollten und stelle eine abschließende Diagnose. Daraufhin informiere ich über mögliche gesundheitliche Konsequenzen in Folge einer Nicht-Behandlung, sodass sich Herr K. den Risiken seines Gesundheitszustandes und Verhaltens bewusst ist. In der Ernährungstherapie lege ich zunächst Therapieziele fest, welche durch ein nachhaltiges Ernährungstherapiekonzept erreicht werden sollen. Als Orientierungshilfe erstelle ich für Herrn K. einen eintägigen Ernährungsplan und gebe weitere Ernährungsempfehlungen, sowie Erläuterungen zu den gewählten Lebensmitteln. Abschließend gebe ich einen kurzen Ausblick auf die Verbesserung seines Gesundheitszustands bei vorhandener Compliance.

2. Anamnese und Diagnostik

2.1 Fallbeschreibung

Herr K., 48 Jahre, Raucher (-20 Zigaretten pro Tag), arbeitet im Softwareunternehmen 8-10 Stunden pro Tag am Schreibtisch. Er geht mit folgenden Beschwerden zum Arzt: Er fühlt sich häufig matt und müde. Er hat häufig Kopfschmerzen, angeschwollene Beine unterhalb der Knie. Die erste Untersuchung beim Arzt ergibt folgendes Bild.

Anthropometrie: Größe: 1,72 m, Gewicht: 103 kg

Weitere Untersuchungsergebnisse: Blutdruck systolisch/diastolisch: 140/95 mmHg, Triglyzeride: 2,0 mmol/L, Herzfunktion: normal, Lungenfunktion: normal, Taillenumfang erhöht, Ödeme unterhalb der Knie, keine Varizen.

Anamnese:

- Trinkt zum Abendessen meist 3 Bier
- Isst unregelmäßig, aber wenn, dann meist größere Mengen
- Treibt keinen Sport
- Hat keine Haustiere

- Die Haus- und Gartenarbeit erledigt seine Frau
- Er hat beruflichen Stress, da es der Firma zurzeit schlecht geht
- Sein Vater ist Typ II Diabetiker, seine Mutter verstarb früh (Herzinfarkt), sein jüngerer Bruder leidet an hohem Blutdruck

2.2 Bewertung der klinischen Parameter

2.2.1 BMI

Der BMI (Body Mass Index) berechnet sich aus dem Körpergewicht in Kilogramm und der Körperlänge in Quadratmeter: $103 \text{ kg}/(1{,}72 \text{ m})^2 = 34{,}8 \text{ kg/m}^2$ (DAG, 2014, p. 15). Laut Klassifikation der WHO leidet Herr K. unter Adipositas Grad I und sollte nach den Leitlinien der Deutschen Adipositas-Gesellschaft therapiert werden (ebd.).

2.2.2 Taillenumfang

Der genaue Wert des Taillenumfangs liegt nicht vor, jedoch ist er laut Hausarzt erhöht, was für eine abdominale Fettverteilung spricht. Demnach besitzt er ein erhöhtes Risiko für metabolische und kardiovaskuläre Komplikationen (DAG, 2014, p. 16).

2.2.3 Hypertonie

Beide Blutdruckwerte des Patienten (140/95 mmHg) sind nach den Leitlinien der European Society of Hypertension (ESH) und der European Society of Cardiology (ESC), der Hypertonie Grad I zuzuordnen (DGK/DHL, 2018, p. 11). Neben dem damit einhergehenden moderaten Risiko für kardiovaskuläre Ereignisse, steigt auch das Mortalitätsrisiko bedeutsam an (ebd.). Außerdem leidet der Patient an Kopfschmerzen, ein Begleitsymptom der Hypertonie (Herold, 2019, p. 303). Er sollte, den Leitlinien der „ESC/ESH Pocket Guidelines – Management der arteriellen Hypertonie" entsprechend, behandelt werden (DGK/DHL, 2018). Eine medikamentöse Behandlung sollte erfolgen, wenn der Blutdruck nach drei bis sechs Monaten Lebensstil-Interventionen nicht auf den Zielwert gesunken ist (DGK/DHL, 2018, p. 29).

2.2.4 Glukoseintoleranz und Insulinresistenz

Es liegen keine Laborwerte zur weiteren Diagnose vor. Es ist allerdings ratsam, den HbA1c-Wert und ggf. den Plasmaglukosespiegel zu prüfen, da der Patient Risikofaktoren, wie abdominelle Adipositas und Hypertonie, für einen Diabetes mellitus Typ 2 aufweist. Zudem ist vermutlich eine genetische Disposition vorhanden, da sein Vater Typ II Diabetiker ist, seine Mutter an Herzinfarkt verstarb und sein Bruder unter hohem Blutdruck leidet.

2.2.5 Dyslipoproteinämie

Sein Triglycerid-Wert von 2,0 mmol/l liegt an der unteren Grenze zur Klassifikation einer milden bis moderaten Hypertriglyceridämie (Parhofer & Laufs, 2019, p. 826). Dyslipoproteinämien gehören zu den Hauptrisikofaktoren für kardiovaskuläre Erkrankungen (DGK, 2016, p. 42).

2.2.6 Beinödeme, Kopfschmerzen, Müdigkeit

Schwellungen an beiden Beinen unterhalb der Knie kann vielfältige Ursachen haben (Blank-Koppenleitner, 2018). In diesem Fall kommen Bewegungsmangel, Herzschwäche, Nierenschwäche, eine Lebererkrankung, Alkoholkonsum, Diabetes mellitus Typ 2 und Hormonstörungen in Frage (ebd.). Übergewicht, Nikotinabusus, Hypertonie und Diabetes sind starke Risikofaktoren einer Nierenerkrankung (Blank-Koppenleitner, 2018). Die ersten drei treffen bei Herrn K. zu und Diabetes ist wahrscheinlich, muss jedoch erst noch überprüft werden. Da Kopfschmerzen und Müdigkeit weitere Symptome einer Nierenschädigung darstellen, sollte der Hausarzt Blut- und Urintests durchführen, in denen ggf. bestimmte Mengen ausgeschiedener Eiweißkörper (Mikro- oder Makroalbuminurie), evtl. auch Blutkörperchen zu finden sind (ebd.).

2.3 Weitere laborchemische Parameter

Um die Diagnose des metabolischen Syndroms zu untermauern und mögliche Begleit- und Folge-erkrankungen möglichst auszuschließen bzw. zu beurteilen, sollte der Hausarzt des Patienten ein Blutbild veranlassen, sowie Elektrolytwerte, Kreatininwerte und Transaminasewerte überprüfen (DAG, 2014, p. 39 f.). Die vorhandenen Triglyceridwerte sollten auf den Lipidstatus inkl. Gesamt-, LDL- und HDL-Cholesterinspiegel erweitert werden, um eine weitere Fettstoffwechselstörung zu charakterisieren, das 10-Jahres-Risiko für eine tödliche kardiovaskuläre Erkrankung nach dem SCORE-Chart zu ermitteln und um das kardiovaskuläre Gesamtrisiko feststellen zu können (ebd.; DGK, 2016). Wie zuvor erläutert, sollte zwingend der Blutzuckerspiegel mittels des HbA1c-Wertes oder des oralen Glucosebelastungstests, kontrolliert werden, um ein Diabetes mellitus Typ 2 oder eine gestörte Glucosetoleranz bzw. Insulinresistenz ausschließen zu können (DAG, 2014, p. 39).

Bei einer Erstuntersuchung sollte außerdem die Konzentration an Thyreoidea-stimulierendem Hormon (TSH, auch Thyreotroponin) basal bestimmt werden, um mögliche Schilddrüsenerkrankungen oder -störungen erkennbar zu machen (ebd.).

Um eine beim metabolischen Syndrom häufig auftretende nichtalkoholische Fettlebererkrankung (NAFLD) ausschließen zu können, sollte der Gamma-Glutamyltransferase (Gamma-GT) Wert untersucht werden (Herold, 2019, p. 540).

2.4 Diagnose metabolisches Syndrom

Bei Herrn K. liegt eine abdominale Adipositas (Adipositas Grad I, Taillenumfang erhöht), ein erhöhter Blutdruck (Hypertonie Grad I) und eine milde bis moderate Hypertriglyceridämie vor. Diese stellen drei der fünf Risikofaktoren des metabolischen Syndroms dar (DAG, 2014, p. 19). Die beiden weiteren sind eine Medikation des HDL-Cholesterins und ein erhöhter Nüchtern-Plasmaglucose-Spiegel. Demzufolge kann nach den Kriterien des National Cholesterol Education Program (NCEP) Expert Panels, der American Heart Association (AHA) zusammen mit dem National Heart, Lung and Blood Institute (NHLBI), der Internationalen Diabetes Federation (IDF) und des Joint Statement das metabolische Syndrom, begleitet von einem deutlich erhöhten kardiovaskulären Risiko, diagnostiziert werden (ebd.).

2.5 Klinische Folgen bei Nicht-Behandlung

Die diagnostizierte Krankheit des Patienten ist die Folge einer ungesunden Lebensweise, die sich durch Bewegungsmangel, Fehlernährung, Alkohol- und Nikotinabusus kennzeichnet. Einen weiteren Einfluss bewirkt die genetische Disposition, die anhand von kardiovaskulären Risikoerkrankungen in der Familie liegt. Falls Herr K. keine Therapiemaßnahmen vornimmt und sich keine Veränderungen in seinem Leben etablieren, kann dies schwerwiegende gesundheitliche Folgen nach sich ziehen, die bis hin zum Tode führen (Hahn, et al., 2015, p. 755).

Adipositas ist der Manifestationsfaktor für alle Begleiterkrankungen des metabolischen Syndroms (Herold, 2019, p. 717).

Der abdominalen Adipositas des Patienten liegt eine gestörte subkutane Fettspeicherung zu Grunde, wodurch sich vermehrt ektopische Fettdepots und intraabdominales (viszerales) Fettgewebe bilden (ebd.). Diese sezernieren eine Reihe von Mediatoren (Adipozytokine), wie z.B. TNF-α, IL-6, welche die Insulinwirkung und die Glucoseprozessierung in Muskel- und Leberzellen herabsetzen (Hahn, et al., 2015, p. 757). So entsteht auf Dauer und mit Zunahme des viszeralen Fettdepots eine gestörte Glucosetoleranz und Insulinresistenz, die in einem manifestierten Diabetes mellitus Typ 2 enden.

Die mangelnde körperliche Bewegung von Herrn K. bewirkt mit der Zeit eine intramuskuläre Lipidakkumulation, was die Insulinresistenz, durch u.a. Diacylglycerol, zusätzlich bestärkt (ebd.). Derselbe

Mechanismus findet sich auch in der Leber (ebd.). Hier kann sich zudem auf lange Sicht eine nicht-alkoholische Fettleber (non-alcoholic fatty liver disease, NAFLD) ausbilden (ebd.). Das Überangebot an Triglyceriden und deren Abtransport mittels VLDL-Partikel, zieht die diagnostizierte Hypertrigly-ceridämie nach sich, welche einen Abfall des HDL-Cholesterins bedingt (ebd.). Es können sich auch weitere Formen der Dyslipoproteinämie und eine low-grade-inflammation ausbilden (ebd.).

In der Anfangsphase des metabolischen Syndroms kommt es, aufgrund von Ausgleichsversuchen des Organismus, zunächst zu einer Hyperinsulinämie (ebd.). Diese hat eine verstärkte Fettgewebs-ausbildung und die damit einhergehende Insulinresistenz zur Folge (Hahn, et al., 2015, p. 758). In dem Gefäßendothel, dem zentralen Nervensystem und der Niere aktiviert Insulin verschiedene Pro-zesse, die den Blutdruck ansteigen lassen (ebd.). Außerdem sorgt es in den Nieren für die Herab-setzung der tubulären Harnsäureclearance, woraus eine Hyperurikämie resultieren kann, die das Risiko für Gicht erhöht (ebd.). Im Gefäßendothel fördert sie die Atheroskleroseentstehung und somit das Risiko für Infarkte (Hahn, et al., 2015, p. 759).

Eine Insulinresistenz und gestörte Glucosetoleranz erhöht das Dickdarmkrebsrisiko erheblich (ebd.).

Weitere Organschäden, die in Folge des metabolischen Syndroms entstehen können, sind die ko-ronare Herzkrankheit, periphere und zerebrale Durchblutungsstörungen, Mikroangiopathien und Cholezystolithiasis (ebd.).

3. Ernährungstherapie

Die Grundlage der Behandlung des metabolischen Syndroms sind Lebensstilmodifikationen. Der wichtigste Faktor neben der Bewegungs- und Verhaltenstherapie bildet die Ernährungstherapie.

Die Kombination dieser drei Therapiebestandteile hat sich als besonders nachhaltig erwiesen. Denn nur so kann Herr K. seine Lebensweise dauerhaft umstellen und dadurch sein Gewicht stabilisieren und einen Jojo-Effekt vermeiden. Dementsprechend sollte er noch von weiteren professionellen Stellen, wie einem Psychologen oder einer Bewegungsfachkraft, Unterstützung in Anspruch neh-men. In Deutschland angebotene Gewichtsreduktionsprogramme sind: Ich nehme ab (DGE e.V.), Weight Watchers, Abnehmen mit Genuss (AOK), M.O.B.I.L.I.S., Bodymed und Optifast-52 (DAG, 2014, p. 59). „Vor-Ort-Programme können auch synergistisch durch Online-Tools (z.B. Apps zum Monitoring von Verzehr und körperlicher Aktivität) sowie Telefoncoaching ergänzt werden" (DAG, 2014, p. 63).

3.1 Therapieziele

Abdominelle Adipositas nimmt in der Pathologie des metabolischen Syndroms eine Schlüsselrolle ein (Hahn, et al., 2015, p. 755). Dementsprechend ist die langfristige Reduzierung des Körpergewichts und die damit verbundene Verbesserung der Adipositas-assoziierten Risikofaktoren von großer Bedeutung in der Ernährungstherapie (DAG, 2014, p. 38). Durch ein erfolgreiches Gewichtsmanagement sollen nach den Angaben der DAG auch Adipositas-assoziierte Erkrankungen reduziert, das Risiko für eine vorzeitige Sterblichkeit, Arbeitsunfähigkeit und Berentung verringert und die Lebensqualität gesteigert werden (ebd.). Weitere Ziele und Begleiterscheinungen sind die Verbesserung des Gesundheitsverhaltens, die Stärkung der Selbstmanagementfähigkeit und Stressverarbeitung und die Steigerung der Lebensqualität (Hahn, et al., 2015, p. 761). Innerhalb von sechs bis zwölf Monaten sollte der Patient sein Gewicht um mind. 5 % des Ausgangsgewicht reduzieren (DAG, 2014, p. 38). Das entspricht 5,15 kg. Falls der Erfolg ausbleibt, sollte frühestens nach 12 Wochen zusätzlich eine medikamentöse Therapie erwogen werden (Hahn, et al., 2015, p. 761).

Ein zu hoher Blutdruck sollte zunächst mit Lebensstil-Interventionen auf < 140/90 mmHg gemeinsam mit dem kardiovaskulären Risiko verringert werden (DGK/DHL, 2018, p. 7). Sofern dies realisiert wurde und keine Komplikationen auftraten, kann ein Wert zwischen 120/70 und 130/80 mmHg angestrebt werden (ebd.). Falls die erhofften Ziele nicht erreicht werden, sollte man Medikation in Erwägung ziehen (ebd.).

Die vorliegende Dyslipoproteinämie, in Form einer Hypertriglyceridämie, sollte durch eine angepasste Ernährung, ausreichend Bewegung, Gewichtsreduktion und Entwöhnung des Rauchens und ggf. medikamentös therapiert werden (DGK, 2016, p. 29). Dabei steht die Reduktion des Risikos für kardiovaskuläre Erkrankungen und Pankreatitiden im Vordergrund (Parhofer & Laufs, 2019, p. 828). Des Weiteren sollten Xanthome und eine Leberverfettung verhindert werden (Herold, 2019, p. 713). Als Zielwerte sollten primär das LDL-Cholesterin herangezogen werden (Parhofer & Laufs, 2019, p. 828). Diese orientieren sich am kardiovaskulären Gesamtrisiko, welches jedoch zunächst anhand weiterer klinischer Parameter bestimmt werden muss (ebd.). Die Triglyceride im Serum sollten auf unter 150 mg/dl (< 1,7 mmol/l) gesenkt und der HDL-Cholesterinspiegel auf über 40 mg/dl (> 1,0 mmol/l) erhöht werden (Herold, 2019, p. 713). Lipidkontrollen sollten alle 4 und 8 Wochen durchgeführt werden (ebd.).

Falls eine Glukoseintoleranz und Insulinresistenz vorliegt, sollte nach den „Nationalen Versorgungs-Leitlinien zur Therapie des Typ-2-Diabetes" eine Basistherapie, bestehend aus Ernährungstherapie, regelmäßiger körperlicher Aktivität, Tabakentzug und Stressabbau, durchgeführt werden (DDG, 2014). Die Therapieziele entsprechen einem HbA1c-Wert zwischen 6,5 % bis 7,5 % (48 bis 58 mmol/mol), einem nüchtern-/präprandialen venösen Plasmaglukosespiegel von 100 bis 125 mg/dl (5,6 – 6,9 mmol/l) und einem ein bis zwei Stündigen postprandialen venösen Plasmaglukosespiegel von 140 bis 199 mg/dl (7,8 – 11,0 mmol/l) (ebd.). Der Lipidstatus sollte sich je nach Strategie an einer LDL-Cholesterin-Senkung auf den Zielwert unter 100 mg/dl (< 2,6 mmol/l) (DDG/DGIM) oder an einer festen Statindosis (AkdÄ, DEGAM) orientieren (ebd.). Eine Gewichtsabnahme von 5% vom Ausgangswert sollte erfolgen und der Blutdruck auf unter 140 mmHg systolisch und 80 mmHg diastolisch gesenkt werden (ebd.).

Die Harnsäurewerte sollten nach der ernährungstherapeutischen Behandlung möglichst unter 6,0 mg/dl (≤ 360 μmol/l) liegen, um einer Hyperurikämie und daraus entstehenden Gicht vorzubeugen (Kiltz, et al., 2016).

3.2   Ernährungsempfehlungen/-konzept

Anhand der vorliegenden Diagnose sollten die Ernährungsempfehlungen für Herrn K. auf den folgenden Leitlinien basieren: „Interdisziplinäre Leitlinie der Qualität S3 zur Prävention und Therapie der Adipositas", „ESC/ESH Pocket Guidelines – Management der arteriellen Hypertonie" und „ESC/EAS Pocket Guidelines - Diagnostik und Therapie der Dyslipidämien". Die Basis des Ernährungskonzepts bildet eine antiinflammatorische, pflanzen-basierte, energiereduzierte Kostform, die eine langsame, stetige Gewichtsreduzierung mit glykämischer Kontrolle und eine optimale Nährstoffzusammensetzung ermöglicht und auf alle Komponenten des metabolischen Syndroms eine positive Wirkung entfaltet (Kahleova, et al., 2017, p. 1). Nach Erreichen der Therapieziele, ermöglicht sie eine nachhaltige Gewichtsstabilisierung. Darüber hinaus besitzt sie eine blutdruck- und lipidsenkende Wirkung und vermindert das Risiko kardiovaskulärer Ereignisse um ca. 40 % und das Risiko zerebraler Gefäßerkrankungen um 29 % (ebd.). Außerdem wird das Typ-2-Diabetesrisiko um ca. 50 % und das Mortalitätsrisiko gesenkt (ebd.).

Eine pflanzen-basierte Ernährungsweise kennzeichnet sich durch eine Reduktion oder Elimination von tierischen Produkten und einen hohen Gehalt an Obst, Gemüse, Hülsenfrüchten, Getreide, Nüssen und Samen aus (ebd.). Während der Ernährungstherapie und anschließend zur Gewichtsstabilisierung sollten industriell-verarbeitete Produkte, die reich an Zucker, Salz und versteckten Fetten sind, vermieden werden. Die täglichen Mahlzeiten sollten sich auf drei beschränken, um eine erhöhte Energieaufnahme zu vermeiden.

3.2.1   Energiebedarf

Der Grundumsatz des Patienten lässt sich nach der Harris-Benedict-Formel für Männer wie folgt berechnen (Hahn, et al., 2015, p. 686):

Grundumsatz (kcal/Tag) = 66,473 + 13,752 · Gewicht (kg) + 5,003 · Größe (cm) − 6,755 · Alter (Jahre) = 66,473 + 13,752 · 103 kg + 5,003 · 172 cm − 6,755 · 48 Jahre = 2.019,205 kcal/Tag

Da der BMI von Herrn K. unter 35 kg/m^2 liegt, muss die Formel für ihn nicht angepasst werden (ebd.). Sein Grundumsatz beträgt somit ca. 2.019 kcal/Tag.

Um den Gesamtenergiebedarf zu bestimmen, muss zunächst der physical activity level (PAL)-Wert, ein Maß für die körperliche Aktivität und den täglichen Mehrverbrauch an Energie, ermittelt werden (DGE, 2015, p. 4). Herr K. arbeitet in einer Firma, treibt jedoch keinen Sport und die Haus- und Gartenarbeit überlässt er seiner Frau, was einem PAL von 1,4 entspricht (ebd.). Somit ergibt sich ein täglicher Gesamtenergiebedarf von: 2.019 kcal · 1,4 = 2.827 kcal.

Um sein Gewicht zu reduzieren sollte Herr K. täglich 500 kcal weniger als sein Grundbedarf, in Form einer energiereduzierten Mischkost, zu sich nehmen (DAG, 2014, p. 46). Sein Ernährungsplan orientiert sich also an einer Energieaufnahme von 2.327 kcal/Tag.

3.2.2 Makronährstoffe

- **Kohlenhydrate:** Herr K. leidet unter Hypertriglyceridämie. Die „ESC/EAS Pocket Guidelines − Diagnostik und Therapie der Dyslipidämien" empfehlen eine kohlenhydratreduzierte Ernährung mit einem Anteil von 35 − 40% Kohlenhydraten des täglichen Gesamtenergiebedarfs, da dadurch eine Senkung des Triglyceridspiegels erreicht werden kann (DGK, 2016, p. 29). Herr K. sollte somit täglich ca. 815 − 931 kcal bzw. 199 − 227 g (4,1 kcal pro 1 g Kohlenhydrate) Kohlenhydrate zu sich nehmen. Dabei sollten komplexe Kohlenhydrate, wie stärkehaltige Lebensmittel und Gemüse, bevorzugt und Mono- und Disaccharide, wie sie in zuckerreichen Lebensmitteln zu finden sind, sowie Zuckeraustauschstoffe (Fructose, Sorbit, Xylit) vermieden werden (Hahn, et al., 2015, p. 876). Für eine Gewichtsreduktion bzw. -stabilisierung hat sich die Senkung des glykämischen Index als vorteilhaft erwiesen (DAG, 2014, p. 49).

- **Fett:** Fett besitzt den höchsten Kaloriengehalt und gleichzeitig die geringste Sättigungswirkung (Herold, 2019). Um eine Gewichtsreduktion zu erreichen, sollte die Kost demnach möglichst fettarm sein. Laut den Leitlinien der Deutschen Gesellschaft für Ernährung sollte der Anteil an Fetten 30 % des täglichen Energiebedarfs nicht überschreiten, da ansonsten ein Anstieg des Triglyceridspiegels und NAFLD begünstigt wird (DGE, 2020, Herold, 2019). Herr K. sollte somit täglich maximal 698 kcal bzw. 75 g (9,3 kcal pro 1 g Fett) Fett zu sich nehmen. Da er zu den kardiovaskulären Risikopatienten zählt und eine Triglyceridämie aufweist, sollte er den Anteil der gesättigten Fettsäuren, zu Gunsten der einfach und mehrfach ungesättigten Fettsäuren, auf 7 % (49 kcal bzw. 5 g) und der trans-Fettsäuren auf unter 1 % (7 kcal bzw. 0,8 g) reduzieren (Hahn, et al., 2015, p. 101). Entsprechende Lieferanten gesunder Fette sind Pflanzenöle wie Lein-, Hanf-,

Walnuss- und Rapsöl oder deren naturbelassene Form der Samen und Nuss, sowie Chia-Samen (Bernhauser, 2017).

- **Protein:** Die Leitlinien der Deutschen Gesellschaft für Ernährungsmedizin oder der Deutschen Adipositas Gesellschaft machen keine genauen Angaben zum Proteinbedarf. Da der Kohlenhydratverzehr 35 – 40 % und der Fettverzehr höchstens 30 % der Gesamtenergie betragen sollte, kann der Anteil an Proteinen 30 – 35 % betragen. Herr K. sollte somit täglich zwischen 698 - 815 kcal bzw. 170 – 199 g (4,1 kcal pro 1 g Protein) Protein zu sich nehmen.

3.3 Ernährungsplan

Der eintägige Ernährungsplan leitet sich aus den zuvor genannten Ernährungsempfehlungen ab:

- **Frühstück:** ein Apfel, Haferbrei mit Chia-Samen, in Wasser oder Pflanzendrink (z.B. Hafer, Reis oder Mandel) gekocht, dazu eine Hand voll Blaubeeren und eine Banane, ggf. mit etwas Agavendicksaft, Ahorn- oder Reissirup.

- **Mittagessen:** Vollkornreis mit gekochtem Curry aus Hokkaido-Kürbis, Zwiebeln, Kokosmilch, Kichererbsen, Karotten, Brechbohnen und Blumenkohl, Kopfsalat mit Tomaten, Paprika und Gurken als Beilage, dazu ein Dressing aus Sonnenblumenkernen, Cashew-Nüssen, Apfelessig und Kräutern im Mixer zubereitet, 4 – 5 Datteln gefüllt mit Mandelmus als Dessert.

- **Abendessen:** 2 Scheiben Vollkornbrot mit Avocado oder Hummus mit etwas frischen Zitronesaft, dazu ein mariniertes Tofufilet in einer beschichteten Pfanne ohne Fett gebraten.

3.3.1 Weitere Empfehlungen

Bis zu 50 % aller Hypertoniker sind salzempfindlich (Herold, 2019). Daher ist es zur Behandlung der Hypertonie und Adipositas besonders wichtig, die Salzzufuhr auf max. 5 g pro Tag zu begrenzen (ebd.). Diätsalz auf der Basis von Kaliumchlorid (KCl) ist empfehlenswert, da Kalium den Blutdruck nachweislich senkt (ebd.).

Zur Therapie der Adipositas ist es ratsam, die Cholesterinzufuhr auf 150 mg/1000 kcal am Tag zu beschränken (Herold, 2019). Dies ist durch die empfohlene Ernährungsweise gewährleistet.

Vitamin B12 wird von Bakterien in der Erde oder intestinal in Tieren synthetisiert (Kahleova, et al., 2017, p. 6). Defizite des Nährstoffs sind heutzutage unter den Vegetariern und Veganern nicht weiterverbreitet, als auch unter den Allesessern (ebd.). Um dem vorzubeugen, sollte der Patient auf einen Konsum von angereicherten Lebensmitteln achten und/oder ein Nahrungsergänzungsmittel einnehmen (ebd.).

Einen positiven Effekt auf alle vorhandenen Stoffwechselkrankheiten wird dem Verzicht auf Alkohol zugesprochen. Die vollständige Karenz ist besonders bei Hypertriglyceridämie eine der Therapiemaßnahmen (Parhofer & Laufs, 2019, p. 828).

Um den Gewichtsverlust zu fördern, sollten täglich mind. 2 l Wasser oder energiearme Getränke ohne Zucker zugeführt werden (Hauner, et al., 2019). Kaffee sollte, falls erwünscht, nur in geringen Maßen konsumiert werden (Herold, 2019).

Der Patient sollte sich einem Nikotinentzug unterziehen, um u.a. seinen Blutdruck zu senken (ebd.; DGK/DHL, 2018).

Laut Empfehlungen der Deutschen Gesellschaft für Kardiologie sind die Zubereitungsweisen Grillen, Kochen, Dampfgaren, dem Frittieren, Rösten und Braten vorzuziehen (DGK, 2016, p. 30).

3.3.2 Erklärung zu den gewählten Lebensmitteln

Der Ernährungsplan enthält viel frisches Obst und Gemüse, Hülsenfrüchte und Vollkornprodukte, welche komplexe Kohlenhydrate und essentielle Nährstoffe liefern, wie von der DAG, DGK und DHL empfohlen (DAG, 2014, p. 32; DGK/DHL, 2018, p. 33; DGK, 2016, p. 26).

Pflanzliche Lebensmittel besitzen eine geringere Energiedichte und gleichzeitig höhere Sättigungseffekte, aufgrund des hohen Wasser- und Ballaststoffgehalts (Kahleova, et al., 2017, p. 5; DAG, 2014, p. 32). Insbesondere lösliche Ballaststoffe reduzieren den Gesamtcholesterin-, Lipid-, und Glucosespiegel, da sie Gallensäuren im Dünndarm binden und so die fäkale Gallensalzausscheidung fördern (Kahleova, et al., 2017, p. 5). Der hohe Ballaststoffgehalt erleichtert somit die Gewichtsreduktion, erhöht die Insulinsensitivität, verbessert den Glukosespiegel, senkt den Blutdruck, den Lipoproteinspiegel, die Plaquebildung und das Risiko für kardiovaskuläre Krankheiten und Typ-2-Diabetes (ebd.).

Saccharose und andere freie Zucker in Form von Süßigkeiten, Soft-Drinks und Backwaren stehen kaum auf dem Ernährungsplan, da diese laut den Leitlinien zur Therapie von Adipositas und der Dyslipidämien maßvoll konsumiert bzw. zu vermeiden sind (DAG, 2014, p. 30; DGK, 2016, p. 30).

Gesättigten Fettsäuren und Transfette, wie sie in vielen industriell verarbeiteten Lebensmitteln zu finden sind, werden durch einfach- und mehrfach ungesättigte Fettsäuren ersetzt und erhöhen somit die Insulinsensitivität und reduzieren das kardiometabolische Risiko, unabhängig vom Körpergewicht (Kahleova, et al., 2017, p. 6).

Pflanzliche Proteine verringern den Serum-Lipid-Spiegel, das Risiko für Fettleibigkeit und kardiovaskulärer Erkrankungen und besitzen vermutlich eine antiinflammatorische und antikanzerogene Wirkung (ebd.).

Die Kostform ist auch reich an Antioxidantien und Mikronährstoffen, sowie sekundären Pflanzenstoffen (ebd.). Pflanzliche Sterine, die eine Cholesterin-ähnliche Struktur besitzen, verringern das Risiko kardiovaskulärer Erkrankungen und das Mortalitätsrisiko (ebd.). Zudem wirken sie antiinflammatorisch und positiv auf Koagulation, Thrombozyten- und Endothelfunktion, sowie auf die glykämische Kontrolle bei Typ-2-Diabetes-Patienten (ebd.).

Ein Alkoholkonsum wird von der Therapie, aufgrund der Hypertriglyceridämie, ausgeschlossen (DGK, 2016, p. 32).

4. Fazit & Ausblick

Herr K. hat Glück, denn, aufgrund der vorliegenden Daten, muss eine medikamentöse Therapie noch nicht zwingend eingeleitet werden. Er ist in der Lage seine Krankheit alleine durch Lebensstil-Interventionen zu beseitigen. Sollte er die vorgestellten Maßnahmen konsequent umsetzen und als Gewohnheiten etablieren, ist er in der Lage, sein Gewicht dauerhaft zu stabilisieren, sein metabolisches Syndrom, bestehend aus abdomineller Adipositas, Hypertonie und Hypertriglyceridämie, sowie die Begleitsymptome, umzukehren und seine Lebensqualität und -erwartung maßgeblich zu steigern. Ferner macht er der Familientradition Abbruch und senkt sein Risiko, an einem Typ-2-Diabetes zu erkranken und das, eines kardiovaskulären Ereignisses. Womöglich wird nicht nur er, sondern auch sein privates und berufliches Umfeld davon profitieren. Er wird einen höheren Energielevel und eine Leistungssteigerung spüren. Auf lange Sicht werden die positiven Effekte und Vorteile der Lebensumstellung den anfangs noch schwierig erscheinenden Restriktionen, Alternativen und Veränderungen in vollem Maße überwiegen. Sollte Herr K. einmal in alte Verhaltensmuster verfallen, ist ihm äußere Hilfe und Unterstützung gesichert und die Therapie kann jederzeit erneut in Angriff genommen werden.

III. Literaturverzeichnis

Bernhauser, I. (2017) *Ecodemy.* [Online] Verfügbar unter: https://ecodemy.de/magazin/omega-3-fettsaeuren-vegan/ [Zugriff am 02 04 2020].

Blank-Koppenleitner, A. (2018) *Apotheken Umschau.* [Online] Verfügbar unter: https://www.apotheken-umschau.de/beine/geschwollene-beine-und-fuesse [Zugriff am 31 03 2020].

Blank-Koppenleitner, A. (2018) *Apotheken Umschau.* [Online] Verfügbar unter: https://www.apotheken-umschau.de/Beine/Geschwollene-Beine-und-Fuesse--Ursachen-Erkrankungen-innerer-Organe-Stoffwechsel-53776_6.html [Zugriff am 31 03 2020].

DAG (2014) Interdisziplinäre Leitlinie der Qualität S3 zur „Prävention und Therapie der Adipositas". *Adipositas - Ursachen, Folgeerkrankungen, Therapie,* 04, 08(04), pp. 179-221. doi: 10.1055/s-0037-1618857.

DDG (2014) *Nationale VersorgungsLeitlinie Therapie des Typ-2-Diabetes – Langfassung,* s.l.: s.n.

DGE (2015) *Ausgewählte Fragen und Antworten zur Energiezufuhr,* Bonn: s.n.

DGE (2020) *dge.de.* [Online] Verfügbar unter: https://www.dge.de/wissenschaft/referenzwerte/fett/ [Zugriff am 01 04 2020].

DGK/DHL (2018) *ESC/ESH Pocket Guidelines - Management der arteriellen Hypertonie,* s.l.: Börm Bruckmeier Verlag GmbH.

DGK (2016) *ESC/EAS Pocket Guidelines - Diagnostik und Therapie der Dyslipidämien,* s.l.: Börm Bruckmeier Verlag GmbH.

Hahn, A., Ströhle, A. & Wolters, M. (2015) *Ernährung : Physiologische Grundlagen, Prävention, Therapie.* 3. Auflage Hrsg. Stuttgart: Wissenschaftliche Verlagsgesellschaft.

Hauner, H., et. al. (2019) Leitfaden Ernährungstherapie in Klinik und Praxis (LEKuP). *Aktuelle Ernahrungsmedizin,* Issue 44, pp. 348-419.

Herold, G. (2019) *Innere Medizin 2019.* Berlin: De Gruyter.

Kahleova, H., Levin, S. & Barnard, N. (2017) Cardio-Metabolic Benefits of Plant-Based Diets. *Nutrients,* 09 08, Issue 9, p. 848.

Kiltz, U., et. al. (2016) *Langfassung zur S2e-Leitlinie Gichtarthritis (fachärztlich) Evidenzbasierte Leitlinie der Deutschen Gesellschaft für Rheumatologie (DGRh),* s.l.: s.n.

Parhofer, K. G. & Laufs, U. (2019) Diagnose und Therapie der Hypertriglyceridämie. *Deutsches Ärzteblatt,* 06 12, Band 49, pp. 825-832. doi: 10.3238/arztebl.2019.0825.

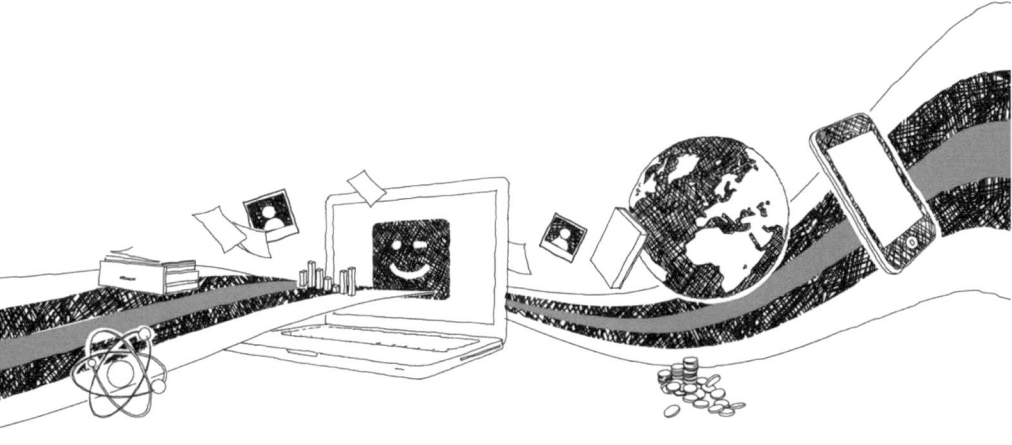
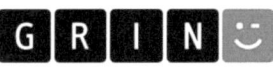